AF393959

Das KÄLTE PHÄNOMEN

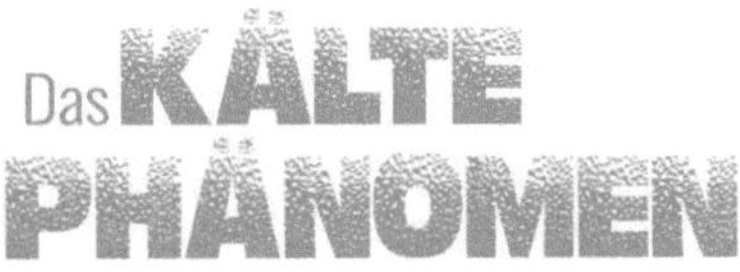

Der Einkaufshelfer

Wie Sie die wärmende Ernährung
leicht in Ihren Alltag integrieren

Ein Buch von Karoline Dichtl

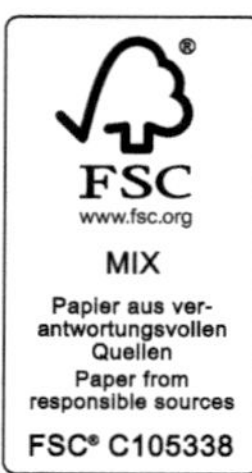

Impressum

Karoline Dichtl
Stolzweg 2a
22145 Hamburg

E-Mail: beratung@5plus12.de

2. überarbeitete Auflage ©2020 Karoline Dichtl

Herstellung und Verlag: BoD – Books on Demand, Norderstedt

Gestaltung: Oliver Rüdt, Birkenau

Coverfoto: ©mozZz Fotolia_60873988

ISBN 978-3-7526-2663-6

Inhaltsverzeichnis

Der Einkaufshelfer
Hilfe für den Alltag mit wärmender Ernährung

Das „Kältephänomen", das 2014 zum ersten Mal erschien, inspiriert viele Menschen, die wärmende Ernährung der TCM (Traditionell Chinesische Medizin) dauerhaft in ihren Alltag zu integrieren. Dabei dauert es einige Zeit, bis man die thermische Qualität von Nahrungsmitteln verinnerlicht hat. Deshalb wurde dieses kleine Büchlein für den Alltag entworfen, damit Sie im Restaurant oder im Lebensmittelladen schnell und unkompliziert die thermische Qualität von Lebensmitteln nachschauen können. Das Kernstück ist daher die farbige Lebensmitteltabelle, in der annähernd 300 Nahrungsmittel klassifiziert und der thermischen Qualität von kalt – kühl – neutral – warm bis heiß zugeordnet sind.

Außerdem finden Sie die goldenen Regeln der wärmenden Ernährung kompakt zusammengefasst, so dass Sie sich in den ersten Monaten immer wieder an die grundlegenden Prinzipien erinnern können. Der Saisonkalender dient dazu, dass Sie auf einen Blick erkennen, welche Gemüse und Früchte zu welcher Jahreszeit natürlich reif sind, denn in den Auslagen der Supermärkte gelingt das nicht unbedingt. Importware ist das ganze Jahr über verfügbar.

Die Informationen zu Milchprodukten, Fleisch, Fisch und Getränken sind dem Buch „Das Kältephänomen" entnommen, damit Sie sie ebenfalls im Alltag schnell zur Hand haben. Mit der Zeit werden Sie selbst die Qualität der einzelnen Nahrungsmittel wieder spüren. Da sich viele Leser*innen Sorgen über die Vitaminversorgung machen, wenn Sie vorwiegend gewärmtes, gegartes, gebackenes, gebratenes oder gedünstetes essen, habe ich einen Überblick über den Gehalt an Mineralstoffen und Spurenelementen in Lebensmitteln zusammengestellt. Zusätzlich gibt es Informationen über fettlösliche und wasserlösliche Vitamine beziehungsweise welche Nahrungsmittel die besten Vitaminlieferanten sind.

Leser*innen, denen das Punktesammeln Spaß gemacht hat, haben durch den Einkaufshelfer die Listen zum Frühstück, Mittag- und Abendessen mit entsprechender Punktezahl und eine Punktetabelle für 30 Tage immer griffbereit. Die Quellenangaben helfen Ihnen weiter, wenn Sie Leselust bekommen und noch mehr über die Fünf-Elemente-Lehre erfahren wollen. Ich wünsche Ihnen viel Vergnügen und eine erfolgreiche Umsetzung der wärmenden Ernährung in Ihrem Alltag.

Ihre Karoline Dichtl

Das Wandlungsphasenmodell
Die Grundlagen

Der Ursprung der fünf Elemente ist das „Yin" und das „Yang". Aus ihnen entstehen die Fünf Elemente Holz, Feuer, Erde, Metall und Wasser. „Yang" bedeutet „die sonnige Seite des Berges" und umfasst alles, was warm, heiß, trocken, bewegt, schnell, sichtbar und intensiv ist. „Yin" bedeutet „die schattige Seite des Berges" und umfasst damit alles, was kühl, feucht, träge, ruhig, verborgen und subtil ist. Frauen sind von Natur aus ein „Yin"-Organismus und sollten daher mit „Yang", also Wärme, ausgleichen. Männer sind ein „Yang"-Organismus.

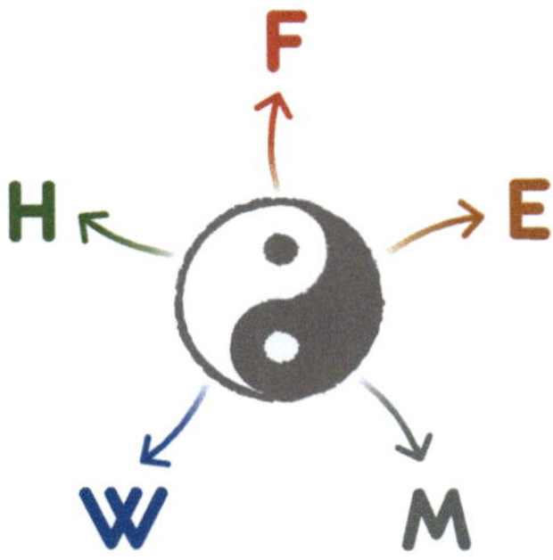

Da die Elemente in jedem Moment auf unterschiedliche Art und Weise wirken, sollten sie alle gleichermaßen beachtet und in den Alltag integriert werden. Statt ein Element einseitig zu „füttern", ist es wichtig, in „Fluss" zu kommen, so dass die Energie durch alle Elemente fließen und eines das andere nähren kann. Das vorausgehende Element hat die stärkste Nährkraft für das Folgende: „Die Mutter nährt das Kind", so sagt die chinesische Medizin.

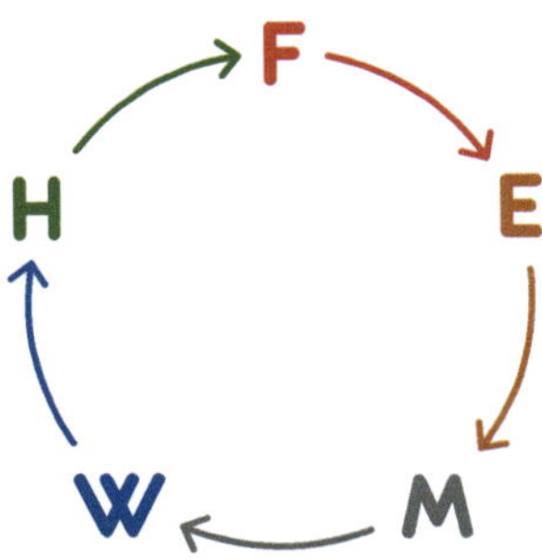

Da die Milz als „Mutter aller Organe" alle Elemente gleichermaßen versorgt, nimmt das Erdelement eine zentrale Stellung ein. Daher ist alles, was „erdet", gerade bei einem gehetzten Lebensstil oder viel Zeitdruck, gesundheitsförderlich. Gönnen Sie sich also regelmäßig Gemütlichkeit, die heutzutage als „hygge" im Trend liegt, und achten Sie vor allem mit Kindern darauf, dass sie zusammen „nichts-tun" lernen und aushalten.

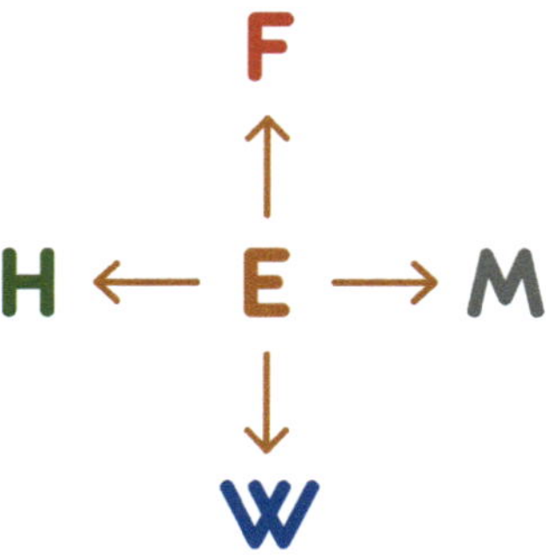

Durch die Entdeckung des Feuers vor zig Jahrtausenden war für den Verdauungsprozess viel weniger Energie notwendig. Dies hat zur Entwicklung unserer komplexen Gehirne beigetragen, weshalb aus Sicht der Fünf-Elemente-Lehre auch das Feuerelement eine zentrale Stellung einnehmen könnte:

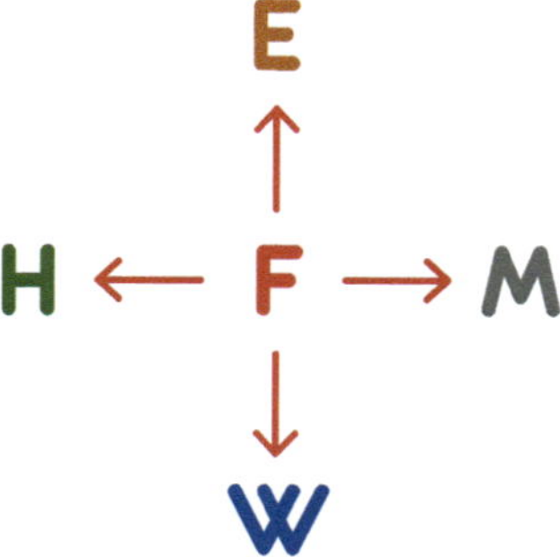

Dies gilt umso mehr, wenn Menschen in klimatisch kalter Umgebung leben und der Wärmezufuhr durch die Nahrung eine große Bedeutung zukommt.

   Das Kältephänomen – der Einkaufshelfer

Trotzdem gilt es, kein Element einseitig zu stärken. Diese theoretischen Betrachtungen sollen nur die Flexibilität und Dynamik der Fünf-Elemente-Lehre veranschaulichen. Das eigentliche Thema ist das „Wuwei". Es bedeutet „Alles im Fluss" und verweist auf die Verbindung der Fünf Elemente, wenn die Energie im Nährzyklus, aber auch im Kontrollzyklus frei von einem Element zum nächsten fließt:

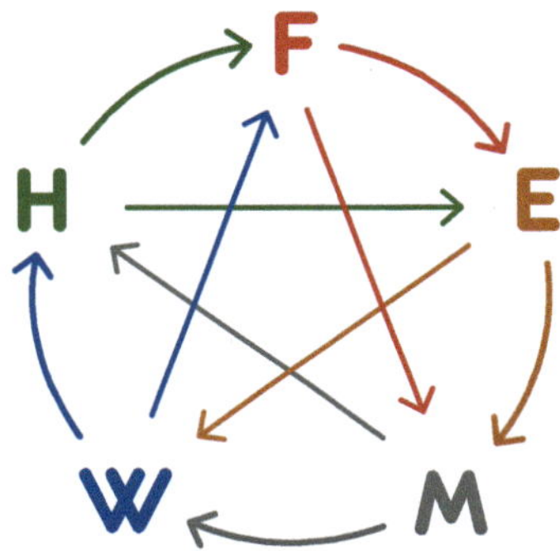

Daher spricht man auch von Wandlungsphasen, weil sich ein Element in das andere verwandelt. Wenn nirgends ein Stau (Fülle) oder Leere ist, dann läuft das Leben rund, der Mensch ist gesund. Dabei sind Essen und Trinken neben der Atmung und der geistigen Nahrung die wichtigsten Faktoren zur Gesunderhaltung des Körpers und der Nährung aller Elemente.

Dies gilt auch für seelische Dysbalancen und psychische Beschwerden, die immer mehr Menschen zu schaffen machen. Häufig wird kein Bezug zur Ernährung hergestellt, dabei werden vor allem Angststörungen, Panikattacken, Feindseligkeit oder Misstrauen durch eine Kälteansammlung in den Nieren begünstigt.

Lesen Sie dazu mehr in meinem neuen Buch „Seelische Gesundheit durch die wärmende Ernährung" (ab Herbst 2021)

Fünf-Elemente-Tabelle
Ein Überblick

Element	Holz	Feuer	Erde	Metall	Wasser
Organ	Leber Galle	Herz Dünndarm	Milz Magen	Lunge Dickdarm	Nieren Blase
Meridianzeit	Gallenblase 23–1 Uhr Leber 1–3 Uhr	Herz 11–13 Uhr Dünndarm 13–15 Uhr	Magen 7–9 Uhr Milz 9–11 Uhr	Lunge 3–5 Uhr Dickdarm 5–7 Uhr	Blase 15–17 Uhr Niere 17–19 Uhr
Sinnesorgan	Augen	Zunge	Mund	Nase	Ohren
Geschmack	sauer	bitter	süß	scharf	salzig
Geruch	ranzig	verbrannt	duftend	stechend	modrig
Körpergewebe	Muskeln, Sehnen	Blut(gefäße)	Bindegewebe	Haut, Schleimhaut	Knochen, Zähne
Äußerlich	Nägel	Teint	Lippen	Körperhaar	Kopfhaar
Tageszeit	Morgen	Mittag	nach Mittag	Dämmerung	Abend
Jahreszeit	Frühling	Sommer	Spätsommer	Herbst	Winter
Klima	Wind	Hitze	Feuchtigkeit	Trockenheit	Kälte
Richtung	Osten	Süden	Mitte	Westen	Norden
Farbe	grün, gelbgrün	rot, orange	gelb, braun	weiß, grau	blau, schwarz
Emotion	Wut, Zorn	Freude	(Für-)Sorge	Trauer	Angst
Äußerung	Schreien	Lachen	Singen	Weinen	Stöhnen
Lebensphase	Kindheit	Jugend	Erwachsensein	Alter	Sterben
Dynamik	Kreativität Wachstum	Sprache Verbindung	Verwurzelung Geborgenheit	Regeln Prinzipien	Mut, Ruhe, Inspiration
Lebensalter Frauen	0-7 Jahre 35-42 Jahre	7-14 Jahre 42-49 Jahre	14-21 Jahre 49-56 Jahre	21-28 Jahre 56-63 Jahre	28-35 Jahre 63-70 Jahre
Lebensalter Männer	0-8 Jahre 40-48 Jahre	8-16 Jahre 48-56 Jahre	16-24 Jahre 56-64 Jahre	24-32 Jahre 64-72 Jahre	32-40 Jahre 72-80 Jahre
Yang-Zyklus	Entdeckung	Sexualität	Reifung	Loslassen	Fortpflanzung
Yin-Zyklus	Berufung	Spiritualität	Fürsorge	Klarheit	Weisheit
Thermische Qualität	kühl, erfrischend	heiß, erhitzend	neutral, wärmend	warm, zerstreuend	kalt, ableitend

Goldene Regeln der wärmenden Ernährung
Eine Zusammenfassung

▌ Trinken Sie kein Mineralwasser mit Kohlensäure, da es kühlt und alle Bemühungen der wärmenden Ernährung verderben kann.

▌ Trinken und essen Sie nichts, was direkt aus dem Kühlschrank kommt, auch nicht, wenn es ein heißer Sommer ist!

▌ Trinken Sie kein Getränk, indem sich Eiswürfel befinden.

▌ Trinken Sie mäßig und zwingen Sie sich nicht zum Trinken, sofern Ihre Gesamtmenge am Tag über 1 Liter liegt.

▌ Verbannen Sie Dickmilch, Buttermilch oder Sauermilch vom Speiseplan ebenso wie Joghurt.

▌ Ersetzen Sie Orangensaft durch Apfelsaft oder rote, heimische Säfte.

▌ Trinken Sie keine Säfte oder kaltes Wasser auf leeren Magen.

▌ Heißes oder warmes Wasser, (lau-)warme Saftschorle und (lauwarmer) Tee sind immer gut.

▌ Am Morgen und am Abend ist eine warme Mahlzeit besonders gesundheitsförderlich.

▌ Versuchen Sie auf jeden Fall etwas zu frühstücken, das gemäß der Punktetabelle Pluspunkte hat.

▌ Wenn Sie intermittierend fasten kann das Frühstück auch erst um die Mittagszeit sein.

▌ Kraftbrühe – idealerweise selbst gekocht – kann eine Mahlzeit gelegentlich ersetzen.

▌ Kühle oder kalte Nahrungsmittel werden durch Grillen, Schmoren, Backen oder Braten erwärmt, Dünsten und Kochen neutralisiert sie.

▌ Südfrüchte aus heißen Gefilden sollten Sie dauerhaft meiden, weil sie schädlich für die Gesundheit sind. Sie schwächen Milz und Nieren schneller, als Ihnen lieb ist.

▌ Smoothies, Obstsalat, Frucht- oder Joghurtshakes kühlen den Körper und sind daher nicht als Zwischenmahlzeit geeignet.

▌ Essen Sie nur jahreszeitlich wachsenden Salat. Im Winter sind dies Endivie, Chicorée oder Feldsalat. Ein leicht bitterer Geschmack oder eine rötliche Farbe weisen auf einen Feueranteil hin.

▌ Essen Sie Salat nie auf leeren Magen, sondern nehmen Sie immer zuerst ein paar Bissen Warmes zu sich.

- Falls Sie nur Salat allein essen wollen, was aus Sicht der TCM ungesund ist, kauen Sie ihn so lange, bis er sich im Mund warm anfühlt.
- Gönnen Sie sich unverfälschte, selbst gekochte, hochwertige Nahrung.
- Essen Sie möglichst nur heimischen Fisch gut gebraten und wärmend gewürzt, maximal einmal in der Woche.
- Würzen Sie viel mit wärmenden Gewürzen wie weißem, grünem oder rotem Pfeffer, Curry, Kardamom, Koriander, Senfkörnern, Rosenpaprika, Kurkuma, Anis, Kümmel oder Zimt.
- Alle frischen Kräuter sind wärmend, vitaminreich und bereichern jede Mahlzeit mit Schärfe oder Bitterstoffen.
- Achten sie besonders im Jahresurlaub auf Ihre Ernährung. Die in heißen Ländern heimischen Früchte kühlen Ihren Körper zu stark. Essen Sie auch im Urlaub nur mäßig Obst und möglichst wenig Salat!
- Kultivieren Sie die Glückstage, an denen Sie ohne Einschränkungen essen dürfen, wonach Ihnen der Sinn steht.
- Werfen Sie alle Ernährungskonzepte, die für Sie nicht alltagstauglich sind, über Bord!
- Nehmen Sie statt der Waage Lieblingskleidung der letzten zwei Jahre zum Maßstab für Abnehmerfolge.
- Meiden Sie Mikrowelle. Falls Sie sehr an den Einsatz der Mikrowelle gewöhnt sind, stellen Sie sie für eine Weile in den Keller.
- Meiden Sie Süßstoff. Er kühlt vor allem den Dickdarm und ist daher ungesund. Wenn Sie es süß mögen, verwenden Sie braunen Rohrohrzucker.
- Meiden Sie Gerichte, in denen sich Glutamat befindet.
- Während eines langen heißen und trockenen Sommers können Sie gelegentlich kühl essen. Bei einer Milzschwäche empfiehlt es sich allerdings auch im Sommer warm zu essen und lauwarm zu trinken.
- Ein weißer Zungenbelag oder ein Hauch Violett in der Zungenfarbe sind eindeutige Zeichen dafür, dass immer noch ein Kältephänomen besteht.
- Frische Früchte sollten maximal 10% Ihrer Nahrung ausmachen.
- Erstellen Sie Einkaufslisten, die Ihnen während des Einkaufs Orientierung geben oder nehmen Sie den Einkaufshelfer mit in den Laden.
- Reduzieren Sie Eiscreme im Sommer auf höchstens einmal pro Woche. Genießen Sie es und denken Sie daran, dass der vermeintlich gesunde Obstsalat noch schlimmer ist!
- Wenn Sie viel unterwegs sind, bevorzugen Sie Suppen, Eintöpfe, Gebratenes oder gedünstetes Gemüse und Kartoffelgerichte, um sich zu stärken.

▌ Suppen und Eintöpfe sind immer ein gutes Abendessen.

▌ Yogi-Tees sind wärmende Kräutertees mit Fenchel, Anis, Kümmel, Zimt, Nelken, Ingwer und Kardamom. Verwenden Sie höchstens 2 Beutel auf einen Liter Wasser.

▌ Weihnachtsplätzchen unterstützen die wärmende Ernährung im Winter. Menschen, die im Freien oder in einer (nass-)kalten Umgebung arbeiten, sollten immer welche dabeihaben.

▌ Meiden Sie übermäßige Schärfe, da auch sie die Milz schwächt. Dies gilt besonders für Ingwertee, der nur dann scharf sein sollte, wenn Sie eine Erkältung vertreiben wollen.

▌ Das homöopathische Mittel Rhus toxicodendron kann Ihnen gute Dienste leisten, wenn Sie zu Erkältungen, Lippenherpes, rheumatische Schmerzen, Gelenksteifheit oder Migräne neigen.

▌ Achten Sie darauf, regelmäßig zu essen! Ein Tagesrhythmus, der zu Ihnen passt und sich in regelmäßigen Pausen und ruhigen Mahlzeiten spiegelt, stärkt Ihre Lebenskraft.

▌ Wenn Sie abends extremen Hunger auf große Mengen Essen haben, verlagern Sie die Kalorienzufuhr mehr auf den Morgen und den Mittag.

▌ Genießen Sie alles, was Sie essen in jedem Moment – egal, ob gesund oder ungesund!

▌ Lassen Sie zur wärmenden Ernährung Momente der Ruhe in Ihr Leben einkehren.

▌ Genießen Sie immer wieder bewusst die Geschmäcker der einzelnen Elemente: sauer (H), bitter (F), süß (E), scharf (M), salzig (W).

▌ Nehmen Sie gelegentlich bewusst Kontakt zu dem auf, was sie essen. Kinder haben eine unglaubliche Freude daran mit den Händen zu essen, erlauben Sie es sich auch ab und zu.

▌ Ein Teil der wärmenden Ernährung ist Freude und Lust am Essen!

▌ Jeder kleine Schritt Richtung wärmender Ernährung zählt!

Diese Regeln sollen Ihnen die Umsetzung der wärmenden Ernährung erleichtern. Handhaben Sie sie trotzdem flexibel und orientieren Sie sich an der Ausprägung Ihres Kältephänomens. Je ausgeprägter es ist, das heißt je mehr Erkrankungen Sie haben, desto strenger sollten Sie sie einhalten, denn die vielen kleinen „Ausreißer" in kühlende Gefilde können langfristig Ihre Bemühungen Richtung wärmender Ernährung zunichtemachen. Achten Sie besonders auf die Wärme am Vormittag und am Abend. Wenn Sie „sündigen" wollen, tun Sie dies, wenn die Sonne hoch am Himmel steht.

Thermische Qualität von Nahrungsmitteln
Das Kernstück

Lebensmittel können aus Sicht der TCM (Traditionell Chinesische Medizin) in unterschiedliche thermische Qualitäten eingeteilt werden, die von kalt über kühl und neutral bis zu warm und heiß reichen. Die Auswahl der Lebensmittel hängt dabei von den klimatischen Gegebenheiten ab, denn in einem warmen oder heißen Klima braucht es eher kühlende oder kalte Nahrungsmittel, während in kühler bis kalter Umgebung aus Sicht der Fünf-Elemente-Lehre warm gegessen werden sollte. Die Extreme von „kalt" und „heiß" sollten generell vermieden beziehungsweise mit ausgleichenden Nahrungsmitteln kombiniert werden.

Alle Nahrungsmittel können durch die Garmethoden grillen, schmoren, backen, braten oder dünsten jeweils um eine Stufe weiter nach „rechts", also Richtung neutral oder wärmend gebracht werden, so dass dadurch ein kalter oder kühlender Aspekt ausgeglichen werden kann. Trotzdem sollten Sie bei einem Kältephänomen alle kalten oder kühlenden Nahrungsmittel meiden, wenn Sie krank sind beziehungsweise abnehmen möchten. Zudem können Sie mit wärmenden Gewürzen, wie weißem, rotem oder grünem Pfeffer, Curry, Kardamom, Koriander, Senfkörner, Rosenpaprika, Kurkuma, Anis, Kümmel oder Zimt allen Lebensmitteln eine wärmende Qualität verleihen. Je kälter das Nahrungsmittel ist, umso mehr wärmendes Gewürz sollten Sie hinzufügen. Auch die Gewürze Quendel, Ysop, Galgant oder Bertram aus der Hildegardmedizin sind geeignet, der Nahrung eine wärmende Qualität zu geben. Probieren Sie aus, welche Sie persönlich mögen.

Für eine präzise Einordnung ist auch ein Blick auf die Zuordnung zu den Elementen hilfreich, denn jedes Element hat zusätzlich Einfluss auf die thermische Qualität, indem es ausgleicht oder verstärkt:

Erfrischend – Holzelement: Passionsfrucht, Mandarine, Orange, Clementine und Minze sind kühlend, während Ananas, Kiwi, Limette, Avocado und Tomate von kalter Wirkung sind.

Hitzig – Feuerelement: Granatapfel und Grapefruit sind durch ihren Bezug zum Feuerelement nur leicht erfrischend. Es gibt keine thermisch kalten Nahrungsmittel, die dem Feuer zugeordnet sind. Dies schließt sich durch den Feueraspekt aus, daher können sie höchstens kühlend sein.

Neutral bis wärmend – Erdelement: während Banane und frische Äpfel nur kühlend sind, sind die Kaki-Frucht, Mango, Papaya, Honig- und Wassermelone von kalter Qualität.

Metallelement: Die Pfefferminze ist leicht kühlend. Es gibt kein thermisch kaltes Nahrungsmittel, das dem Metallelement zugeordnet ist.

Kalt – Wasserelement: Alle Meeresfrüchte sind „doppelt" kalt, genauso wie die Salatgurke oder Spargel, da sie dem Wasserelement zugeordnet sind.

Alle Früchte und Gemüse, die dem Feuerelement oder dem Erdelement zugeordnet sind, sind weniger kühlend als jene, die dem Wasser- und dem Holzelement zugeordnet sind. Eine schädliche Kälte wird mit fehlender Reife der Frucht verstärkt, weshalb unreife Früchte immer eine thermisch kalte Qualität haben.

Lebensmittel	kalt	kühl	neutral	warm	heiß
Aal		W			
Adukibohne			W		
Agar-Agar	W				
Agavendicksaft		E			
Ahornsirup			E		
Alfalfasprossen		H			
Algen	W				
Alkohol, hochprozentig					M
Altbier		F			
Amaranth			F		
Ananas	H				
Anis				E	
Anistee				E	
Apfel (säuerlich)		H			
Apfel, süß			E		
Apfelsaft			E		
Aprikose (frisch/getrocknet)				E	
Artischocke		H			
Aubergine		H			
Auster	W				
Austernpilze		E			
Avocado	H				
Balsamicoessig				H	

H=Holz   F=Feuer   E=Erde   M=Metall   W=Wasser

   Das Kältephänomen – der Einkaufshelfer

Lebensmittel	kalt	kühl	neutral	warm	heiß
Bambussprossen	H				
Banane		E			
Bancha-Tee			F		
Bärlauch, frisch/getrocknet				M	
Barsch		W			
Basilikum, frisch				F	
Basilikum, getrocknet				M	
Beifuß, frisch				F	
Beifuß, getrocknet				M	
Bier		E			
Birne		E			
Birnensaft		E			
Bitterlikör					F
Blauschimmelkäse			M		
Blumenkohl			E		
Bockshornkleesamen					F
Bohnen, grün			H		
Bohnenkraut, frisch				F	
Bohnenkraut, getrocknet				M	
Borretsch		H			
Brennessel			F		
Broccoli			H		
Brombeere			H		
Brunnenkresse		M			
Buchweizen			F		
Bulgur (Weizen)			E		
Burgunderwein, rot				F	
Butter			E		
Cashewnüsse			E		
Cayennepfeffer					M
Champignon (frisch)			W		
Champignon (getrocknet)			E		
Champagner	H				
Chicoree		F			
Chilipulver					M
Chilischoten					M
Chinakohl		H			
Clementine		H			

H=Holz   F=Feuer   E=Erde   M=Metall   W=Wasser

Lebensmittel	kalt	kühl	neutral	warm	heiß
Cognac					F
Couscous			E		
Créme fraiche		H			
Cumin				M	
Curcuma				F	
Curry				M	
Dattel			E		
Dickmilch	H				
Dill				M	
Dinkel			H		
Dorsch		W			
Ei			E		
Eichblattsalat		F			
Eisbergsalat		H			
Endiviensalat		F			
Ente			H		
Erbsen, frisch			H		
Erbse, getrocknet			E		
Erdbeere		H			
Erdnüsse				E	
Essiggurke	H				
Esskastanie				E	
Estragon, frisch				E	
Estragon, getrocknet				M	
Fabrikzucker		E			
Fasan				M	
Feige/frisch, getrocknet			E		
Feldsalat			F		
Fenchel				E	
Fencheltee				E	
Fisch, geräuchert			W		
Fleisch gepökelt				W	
Fleisch geräuchert				F	
Fleisch gebraten				F	
Fleisch luftgetrocknet				E	
Fleisch, gegrillt					F
Flunder		W			
Forelle			W		

H=Holz   F=Feuer   E=Erde   M=Metall   W=Wasser

     Das Kältephänomen – der Einkaufshelfer

Lebensmittel	kalt	kühl	neutral	warm	heiß
Frischkäse		H			
Frühlingszwiebel				M	
Gans			M		
Galgant				M	
Garnelen	W				
Gegrilltes					F
Gepökeltes				W	
Geräuchertes				F	
Gerste		E			
Gesalzenes			W		
Getreidekaffee				F	
Glühwein					F
Granatapfel		F			
Grapefruit		F			
Grüner Tee		F			
Grünkern				H	
Grünkohl			E		
Gurke	H				
Hafer				M	
Hafer(flocken)				M	
Hafermilch			M		
Hagebutte				H	
Hagebuttentee				H	
Hammelfleisch					F
Harzer Käse				M	
Haselnuss			E		
Hefe			H		
Heidelbeere		H			
Heilbutt		W			
Hibiskustee			H		
Himbeere			F		
Hirschfleisch					M
Hirse			E		
Hokkaidokürbis				E	
Holunderbeere				F	
Honig			E		
Honigmelone	E				
Honigwein				E	

H=Holz   F=Feuer   E=Erde   M=Metall   W=Wasser

Lebensmittel	kalt	kühl	neutral	warm	heiß
Huhn		H			
Hülsenfrüchtesprossen		H			
Ingwer, frisch				M	
Ingwer, getrocknet					M
Joghurt	H				
Johannisbeere		H			
Kabeljau		W			
Kaffee				F	
Kakao				F	
Kaki	E				
Kalb			E		
Kamut			E		
Kaninchen, gezüchtet		M			
Kaninchen, wild			M		
Kapuzinerkresse		H			
Kardamom				M	
Karotte			E		
Karpfen		W			
Kartoffel			E		
Käse			E		
Kastanie				E	
Kaviar	W				
Kefir		H			
Kichererbsen			E		
Kirsche, süß			F		
Kirschen, sauer		H			
Kirschsaft		F			
Kiwi	H				
Knoblauch					M
Kohlrabi			H		
Kokosmilch		E			
Kokosnuss	E				
Kombu-Alge	W				
Kopfsalat		F			
Koriander				M	
Koriandergrün		M			
Korinthen				E	
Krabben	W				

H=Holz   F=Feuer   E=Erde   M=Metall   W=Wasser

Lebensmittel	kalt	kühl	neutral	warm	heiß
Krebs	W				
Kresse		M			
Kreuzkümmel/Cumin				M	
Kuhmilch		E			
Kümmel				M	
Kürbis			E		
Kürbiskerne			E		
Kürbiskernöl				E	
Kurkuma				F	
Kuzu		E			
Lachs		W			
Lammfleisch					F
Lauch			M		
Leinöl		E			
Leinsamen				E	
Liebstöckel				M	
Likör				E	
Limette	H				
Linsen			W		
Lorbeer				M	
Löwenzahn		F			
Mais			E		
Maisgrieß			E		
Majoran				M	
Makrele		W			
Malventee			H		
Malzbier			E		
Mandarine		H			
Mandel			E		
Mango	E				
Mangold			W		
Maronen				E	
Masalawein				M	
Mascarpone		H			
Meerrettich				M	
Melasse			E		
Melissentee		H			
Miesmuscheln	W				

H=Holz F=Feuer E=Erde M=Metall W=Wasser

Lebensmittel	kalt	kühl	neutral	warm	heiß
Mineralwasser/Sprudel	W				
Minze		M			
Mirabelle			E		
Miso			W		
Mohn				F	
Mu-Erh-Pilze		W			
Mungbohnen		W			
Muskat				M	
Muskatnuss				M	
Nelke				M	
Nori-Alge	W				
Oliven		W			
Olivenöl			E		
Orange		H			
Orangenblütentee		E			
Oregano, getrocknet				M	
Oregano, frisch				F	
Pampelmuse		F			
Papaya	E				
Paprikagewürz				F	
Paprikaschote		H			
Parmesankäse				E	
Passionsfrucht		H			
Pastinake			F		
Peperoni					M
Petersilie				H	
Petersilienwurzel			E		
Pfeffer				M	
Pfefferminztee		M			
Pfeilwurzelmehl		E			
Pfirsich			E		
Pflaume, getrocknet			E		
Pflaumen			H		
Pils		E			
Pilze, frisch			W		
Pilze, getrocknet			E		
Piment					M
Pinienkerne				E	

H=Holz   F=Feuer   E=Erde   M=Metall   W=Wasser

    Das Kältephänomen – der Einkaufshelfer

Lebensmittel	kalt	kühl	neutral	warm	heiß
Pistazie			E		
Polenta			E		
Portwein				E	
Preiselbeere		H			
Prosecco		H			
Pu-Errh-Tee			F		
Pute			M		
Quark		H			
Quendel					F
Quinoa			F		
Quitte		F			
Radiccio		F			
Radieschen		M			
Radieschensprossen		M			
Rapsöl				E	
Rebhuhn				M	
Rehfleisch				M	
Reis			M		
Reismilch		M			
Reiswein				M	
Rettich, schwarz			M		
Rettich, weiß		M			
Rhabarber		H			
Rindfleisch				E	
Roggen			F		
Rosenkohl				F	
Rosenpaprika				F	
Rosine				E	
Rosmarin, getrocknet				M	
Rosmarin, frisch				F	
Rote Beete			F		
Rote-Beete-Saft			F		
Rotkohl			E		
Rotwein				F	
Rucola/Rauke			F		
Safran			E		
Sahne, süß			E		
Saké				M	

H=Holz F=Feuer E=Erde M=Metall W=Wasser

Lebensmittel	kalt	kühl	neutral	warm	heiß
Salami				W	
Salatgurke	H				
Salbei, getrocknet			M		
Salbei, frisch			F		
Salz	W				
Sanddorn				F	
Saubohnen			W		
Sauerampfer		H			
Sauerkirschen		H			
Sauerkirschsaft		H			
Sauerkraut			H		
Sauermilch	H				
Saure Sahne		H			
Schaf					F
Schafskäse			F		
Schafsmilch			F		
Schinken, roh/gekocht				W	
Schnaps, Hochprozentiges					M
Schnittlauch				M	
Scholle		W			
Schwarzer Rettich			M		
Schwarzer Tee			F		
Schwarzwurzel			E		
Schweinefleisch		W			
Seezunge		W			
Sekt	H				
Sellerieknolle			E		
Selleriestange			H		
Senf/Senfsamen				M	
Sesam			E		
Sesamöl			E		
Shrimps	W				
Sirup, je nach Sorte		H	F		
Sojabohne, gelb/schwarz			W		
Sojamilch		E			
Sojaöl		E			
Sojasahne		E			
Sojasauce/Shoju	W				

H=Holz F=Feuer E=Erde M=Metall W=Wasser

  Das Kältephänomen – der Einkaufshelfer

Lebensmittel	kalt	kühl	neutral	warm	heiß
Sojasprossen		H			
Sonnenblumenkerne			E		
Sonnenblumenöl		E			
Spargel	W				
Spinat			H		
Stachelbeere		H			
Stallhase			M		
Staudensellerie			H		
Steckrübe			E		
Steinbutt		W			
Sternanis				M	
Sultanine				E	
Süße Sahne			E		
Süßholz			E		
Süßkartoffel				E	
Süßkirsche			E		
Süßreis				E	
Tabasco					M
Taschenkrebse	W				
Thunfisch	W				
Thymian, getrocknet				M	
Thymian, frisch				F	
Tintenfisch		W			
Tofu		E			
Tomate	H				
Topinambur			E		
Traubensaft (rot)			F		
Traubensaft (weiß)		E			
Vanille			E		
Vollrohrzucker			E		
Wacholderbeere				F	
Wachtel			M		
Wakame-Alge	W				
Waldpilze			E		
Walnuss				E	
Wasser, heiß			F		
Wasser, kalt		W			
Wassermelone	E				

H=Holz   F=Feuer   E=Erde   M=Metall   W=Wasser

Lebensmittel	kalt	kühl	neutral	warm	heiß
Weintraube, rot		F			
Weintraube, weiß		E			
Weißer Rettich		M			
Weißkohl		E			
Weißwein		H			
Weizen	H				
Weizenbier	H				
Weizenkeimöl		E			
Weizenkleie	H				
Weizensprossen	H				
Wild				M	
Wildente				M	
Wildhase				M	
Wildschwein			M		
Wirsing			E		
Yamswurzel			E		
Yogitee					M
Ysopkraut				F	
Ziegenfleisch					F
Ziegenkäse			F		
Ziegenmilch			F		
Zimt				E	
Zitrone		H			
Zitronengras				M	
Zucchini		H			
Zucker, raffiniert	E				
Zuckerschote				E	
Zwetschge		H			
Zwiebel, roh			M		
Zwiebeln, gebraten				E	

H=Holz   F=Feuer   E=Erde   M=Metall   W=Wasser

   Das Kältephänomen – der Einkaufshelfer

Milch, Milchprodukte, Milchersatzprodukte
Kalte und warme Qualität

Die thermische Qualität von Milchprodukten ist feucht, kalt oder kühlend. Dies schadet der Milz, denn sie verträgt keine Nässe und Kälte. Sie mag es „warm und trocken". Daher sind Milchprodukte nicht förderlich für eine starke Milzenergie. So sieht es zumindest die chinesische Medizin.

Wenn Ihnen der Verzicht auf Milchprodukte schwer fällt, dann essen Sie sie trotzdem, denn jeder Zwang führt schnell wieder zum Extrem und auch starre Regeln schwächen die Milz. „Sich sorgen machen" und „grübeln" bedeutet auch, zu viel über Essen nachzudenken. Entspannen Sie sich und beobachten Sie, wie sich Ihr Essverhalten mit der wärmenden Ernährung natürlich verändert.

Achten Sie darauf, dass Sie Milchprodukte nicht direkt aus dem Kühlschrank verzehren, sondern essen Sie sie bei Zimmertemperatur. Denken Sie daran, dass Milchprodukte nicht so schnell verderben, wie oft angenommen wird. Einen halben Tag bei Zimmertemperatur vertragen fast alle Produkte, außer echter Frischmilch.

Bezüglich der thermischen Qualität gibt es folgende Unterscheidung:

Kalt: Joghurt, Sauermilch, Dickmilch, Buttermilch

Kühlend: Créme fraiche, Camembert, Frischkäse, Kefir, Kuhmilch, Kokosmilch, laktosefreie Milch, light-Produkte, Mascarpone, Quark, saure Sahne, Sojamilch, Sojacreme, Tofu

Neutral: Butter, Hafermilch, Hefe, Hartkäse, Reismilch, süße Sahne, Schafskäse, Schafsmilch, Ziegenkäse, Ziegenmilch

Warm: Appenzeller Käse, Blauschimmelkäse, Harzer Käse, herzhafter, lang gereifter Käse

Heiß: kein Milchprodukt ist heiß!

Versuchen Sie „wärmere" Milchprodukte nach der eben beschriebenen Auswahl zu bevorzugen und essen Sie lieber einen warmen Sahnepudding als einen Vanillejoghurt!

Fleisch und Fisch
Gesundes Fleisch von gesunden Tieren

Aus Sicht der Fünf-Elemente-Lehre ist Fleisch förderlich für die Blutbildung und die allgemeine Kräftigung. An erster Stelle steht dabei selbst gekochte Kraftsuppe aus Rinderknochen oder einem gesund aufgewachsenen Huhn. Ein Küken, das nach dem Schlüpfen direkt auf einem Laufband durcheinandergewirbelt wird und dessen Geschwister plötzlich im Schredder verschwinden, kann nicht gesund aufwachsen. Generell sollte das Fleisch eine natürliche Qualität haben und möglichst nicht durch Medikamente, Hormone oder Antibiotika belastet sein.

Bei Fleisch aus Massentierhaltung, das Sie zu einem billigen Preis in den Discountern finden, müssen Sie von starken Belastungen ausgehen, oft sogar wenn „Bio" auf der Packung steht. Es bedeutet in vielen Fällen nur, dass den Tieren „Biogetreide" gefüttert wurde, aber ansonsten dennoch viel Chemie verabreicht wurde. Gerade die zunehmenden Antibiotikaresistenzen bei Menschen hängen meines Erachtens mit der regelmäßigen Aufnahme kleinster Mengen Antibiotika durch Fleischkonsum aus konventioneller Haltung zusammen. Sie setzen also durch einen unbedachten Fleischkonsum im Fall einer einfachen Infektion Ihr Überleben aufs Spiel. Zudem essen Sie den Stress und die Angst mit, denen die Tiere auf ihrem letzten Lebensweg ausgesetzt sind. Sollten Sie eine stressbedingte Erkrankung haben, könnte hier ein Zusammenhang bestehen.

Bei zertifiziertem Bio-Fleisch oder Fleisch aus Demeter-Haltung haben Sie eine höhere Wahrscheinlichkeit, dass die Tiere ein gutes Leben hinter sich haben und zivilisiert gestorben sind. Idealerweise kaufen Sie das Fleisch aus Ihrer Region, so dass Sie überprüfen können, ob nur Bio auf der Verpackung steht oder ob das Produkt wirklich Bio-Kriterien erfüllt. Der höhere Preis reduziert automatisch den Fleischkonsum, der wiederum Ihrer Gesundheit dienlich ist.

Prinzipiell kann Wild eine gute Alternative sein, da die Tiere natürlich aufwachsen. Achten Sie ebenfalls darauf, dass das Wildfleisch aus der Region kommt. Bei Importen aus dem Ausland oder von Übersee haben Sie keine Kontrolle. Außerdem ist der zusätzliche CO_2-Verbrauch nicht mehr zu verantworten, nur um „hippes" Fleisch zu essen.

Geflügeltiere sind derart überzüchtet und werden so grausam gehalten, dass es ethisch nicht mehr zu verantworten ist, dieses Fleisch zu essen, nur um Kalorien einzusparen. Wenn Sie auf Geflügel nicht verzichten wollen, dann schauen Sie sich nach einem Demeter-Hof in Ihrer Nähe um und bezahlen Sie den realen Preis.

Dasselbe gilt für Fisch: die Meere sind vollkommen „überfischt", so dass es immer weniger Tiere schaffen, überhaupt ins fortpflanzungsfähige Alter zu kommen. Außerdem wird „wertloser Beifang", wie z.B. verletzte Delphine wieder ins Meer geworfen, wo sie kläglich verenden. Falls Sie nicht auf Fisch verzichten möchten, sollten Sie Sorten wie Forelle, Karpfen oder regionalen Fischarten, die in Flüssen oder Seen leben, den Vorzug geben. Außerdem nähren Sie mit allen Meeresfrüchten und Hochseefischen das Kältephänomen, das unter Umständen für chronische Erkrankungen und Übergewicht verantwortlich ist.

Versuchen Sie für Ihre eigene Gesundheit mehrmals in der Woche einen veganen Tag einzulegen oder essen Sie wenigstens häufig vegetarisch. Studien belegen, dass gerade die typischen Zivilisationskrankheiten damit verhindert werden können. Sie tun also nicht nur den Tieren und der Umwelt etwas Gutes, sondern auch sich selbst.

Die thermische Qualität von Fleisch und Fisch ist wie folgt:

Heiß: Hirsch, Lamm, Ziegenfleisch, „modische" Fleischsorten wie Strauß, Krokodil oder Känguru

Wärmend: Rindfleisch, Reh, Fasan, Rebhuhn, Wildente, Wildhase, Gepökeltes, Geräuchertes

Neutral: Wildschwein, Kalb, Forelle, Ei, Ente, Gans, Kaninchen, Karpfen, Pute, Stallhase, Wachtel, geräucherter Fisch

Kühlend: Barsch, Dorsch, Flunder, Huhn, Hähnchen, Kabeljau, Lachs, Makrele, Scholle, Schweinefleisch, Seezunge, Steinbutt, Tintenfisch

Kalt: Austern und Schalentiere, Garnelen, Kaviar, Krabben, Krebse, Miesmuscheln, Taschenkrebse, Thunfisch, Shrimps

Getränke und Alkoholika
Der letzte Schliff

Vielen Menschen gelingt die Umstellung auf wärmende Ernährung sehr gut. Im zweiten Schritt sollten Sie auch den Getränken Aufmerksamkeit schenken, denn viele davon haben eine kühlende Qualität.

Achten Sie darauf, vorwiegend warme oder neutrale Flüssigkeiten zu sich zu nehmen. Bezüglich der Trinkmenge empfiehlt die Deutsche Gesellschaft für Ernährung (DGE) 35ml Flüssigkeit pro kg Körpergewicht. Auch wenn das ein guter Maßstab ist, kommen gerade übergewichtige Menschen damit auf eine hohe Trinkmenge, die sie wegen der Milzschwäche aber gar nicht bewältigen können. Daher empfehle ich als Obergrenze für die Flüssigkeitsaufnahme maximal 2l warme Flüssigkeit, außer wenn Sie durstig sind und der Körper nach einer größeren Menge verlangt.

Trinken Sie am besten zwischen den Mahlzeiten und auf keinen Fall eine große Menge vor dem Essen, wie es häufig bei Diäten empfohlen wird. Es verhindert die optimale Nahrungsverarbeitung. Falls Sie zum Essen trinken möchten, sollte es nur eine kleine Menge sein.

Die thermische Qualität von Getränken, Alkoholika und Süßungsmitteln ist wie folgt:

Heiß: Yogi-Tee, Gewürztee, Glühwein, Ingwertee, hochprozentiger Alkohol, Cognac, Schnaps, Gin, Wodka, Whisky, bittere Kräuterliköre, etc.

Warm: dünner Yogi-Tee, leichtes Ingwerwasser, (Getreide-)Kaffee, Kräutertee, alle roten Tees, Früchtetee, Holunderbeerensaft, Kakao, heiße Schokolade, Rotwein, Honigwein, Likör, Marsalawein, Portwein, Reiswein, Saké

Neutral: warmes Wasser, stilles Wasser, Apfelsaft naturtrüb, Kirschsaft, schwarzer Tee, Traubensaft, Ahornsirup, Honig, Melasse, Vollrohrzucker, Malzbier

Kühlend: grüner Tee, Birnensaft, Bananensaft, Orangensaft, Grapefruitsaft, Sauerkirschsaft, Johannisbeerensaft, Gemüsesäfte, Altbier, Bier, Pils, Prosecco, Weißwein, stilles Wasser

Kalt: Mineralwasser mit Kohlensäure, Saft aus Südfrüchten, Limette, Zitrone, Tomatensaft, Kokosmilch, Sauermilch, Dickmilch, Buttermilch, Sekt, Weizenbier, Cocktails, weißer Zucker, Süßstoff

Saisonkalender für heimisches Obst und Gemüse
Die richtige Zeit für Abwechslung

Mit dieser Tabelle können Sie selbst überprüfen, welches Obst und Gemüse tatsächlich aktuell wächst. Alles, was keine Saison hat, kommt sehr wahrscheinlich aus dem Gewächshaus, südlichen Anbauländern oder einem warmen/heißen Klima. Somit entspricht es nicht den Anforderungen der wärmenden Ernährung.

Gemüse	Jan	Feb	Mär	Apr	Mai	Juni	Juli	Aug	Sep	Okt	Nov	Dez
Aubergine					F	F	F	F	F	F		
Blattsalate						F	F	F	F	F		
Blumenkohl					F	F	F	F	F	F		
Bohnen						F	F	F	F	F		
Broccoli							F	F	F	F		
Chicorrée	F	F	F	F						F	F	F
Chinakohl							F	F	F	F	F	F
Endivie									F	F	F	
Erbsen						F	F	F	F			
Feldsalat	F	F	F	F					F	F	F	F
Fenchel							F	F	F	F	F	L
Grünkohl	F	F	F	F							F	F
Gurke						F	F	F				
Karotten	L	L	L	L	L	L	F	F	F	F	F	L
Kartoffel	L	L	L	L	L	L	F	F	F	F	F	L
Kohlrabi					F	F	F	F	F	F		
Kürbis					F	F	F	F	F	F		
Lauch/Porree	F	F	F	F	F	F	F	F	F	F	F	F
Lauchzwiebeln						F	F	F	F	F	F	
Mais									F	F		
Mangold					F	F	F	F	F	F		
Paprika							F	F	F	F		
Pastinake	F	F	F	F						F	F	F
Portulak							F	F	F			

Abkürzungen: F = frisch verfügbar, L = aus der Lagerhaltung

Gemüse	Jan	Feb	Mär	Apr	Mai	Juni	Juli	Aug	Sep	Okt	Nov	Dez
Radiccio								F	F	F	F	
Radieschen					F	F	F	F	F	F		
Rettich, schwarz	F	F								F	F	F
Rettich, weiß	L	L	L	L			F	F	F	F	L	L
Rosenkohl	F	F	F	F						F	F	F
Rote Beete	L	L	L	L	L	L	F	F	F	F	F	L
Rotkohl	L	L	L	L	L	F	F	F	F	F	F	L
Rübensorten	L	L	L	L	F	F	F	F	F	F	F	F
Rucola						F	F	F	F	F		
Schwarzwurzel	F	F	F							F	F	F
Sellerie	L	L	L	L	F	F	F	F	F			
Spinat			F	F	F	F	F	F	F	F		
Tomate						F	F	F	F			
Topinambur									F	F	F	F
Weißkohl	L	L	L	L	L	F	F	F	F	F	F	L
Wirsing	F	F	L	L			F	F	F	F	F	F
Zucchini					F	F	F	F	F			
Zwiebel/Schalotte	L	L	L	L	L	L	F	F	F	F	L	L

Obst	Jan	Feb	Mär	Apr	Mai	Juni	Juli	Aug	Sep	Okt	Nov	Dez
Äpfel	L	L	L	L	L	L	L	F	F	F	F	L
Birnen								F	F	F	F	
Brombeere							F	F	F	F		
Erdbeere						F	F					
Heidelbeeren							F	F	F			
Himbeere							F	F				
Johannisbeeren							F	F				
Kirschen						F	F	F				
Mirabellen							F	F				
Pflaumen							F	F				
Stachelbeeren							F	F				
Zwetschgen								F	F			

Abkürzungen: F = frisch verfügbar, L = aus der Lagerhaltung

Vitamine, Mineralstoffe und Spurenelemente
Ein Blick auf die Details

Neben den Energielieferanten Fett und Kohlehydrate und dem Baustoff Eiweiß braucht der Körper Mikronährstoffe, um gesund zu bleiben. Diese sind abhängig von Bodenqualität und Wasserzufuhr.

Die Gruppen sind:

Mineralstoffe	Spurenelemente	Fettlösliche Vitamine	Wasserlösliche Vitamine
Magnesium	Eisen	Vitamin A	Vitamin B1, B2
Calcium	Zink	Vitamin D	Vitamin B6, B12
Kalium	Jod	Vitamin E	Vitamin C
(Natrium)	Chrom	(Vitamin K)	Folsäure

Da der Nährstoffgehalt umso größer, je frischer das Nahrungsmittel ist, sollten regionale und saisonale Waren bevorzugt werden. Die Lagerzeit sollte möglichst kurz gehalten werden.

Für den Winter kann man sich durch Einkochen oder Einfrieren von Gemüse und Zubereiten von Obstpüree bevorraten. Die Mikronährstoffe werden durch das Frosten oder Einkochen zwar weniger, aber die Nährstoffquelle ist bei selbst Gekochtem immer noch am höchsten.

Beim Kochvorgang gehen je nach Technik ein Viertel bis zur Hälfte der Vitamine verloren. Allerdings ist ein warmer Stoffwechsel fähig, die kleinste Nährstoffmenge optimal zu verwerten, während Kälte das verhindert. Verwenden Sie das Dünstwasser weiter für eine Soße oder trinken Sie es als Brühe.

Nüsse und Fleisch enthalten viele Nährstoffe, haben aber auch einen hohen Energiegehalt. Daher sollte man bei einer Mahlzeit nur das eine oder das andere verwenden. Veganer*innen sollten große Mengen an Nüssen und Samen zu sich nehmen. Dies dient neben der Vitaminversorgung auch der Energiezufuhr, um eine starke Gewichtsabnahme zu verhindern.

Die folgenden Angaben zu Inhaltsstoffen und Tagesbedarf sind immer nur ungefähre Angaben. Es gibt jahreszeitlich und klimatisch bedingte Schwankungen und der Bedarf ist abhängig von Wachstumsphasen bei Kindern oder körperlicher Anstrengung. Eine Schwangerschaft oder extreme Belastungen gehen mit einem erhöhten Verbrauch und Bedarf einher. Die Angaben im Folgenden beziehen sich jeweils auf 100g des entsprechenden Nahrungsmittels.

Mineralstoffe

Sie sind Baustoffe und Stoffwechselaktivatoren für den Körper und werden durch den Kochvorgang nicht wesentlich verändert. Da es bei uns kaum einen Natriummangel gibt, wird es nicht näher beschrieben.

Magnesium: Tagesbedarf etwa 300 mg
Höherer Bedarf bei Stress, innerer Anspannung, starker körperlicher Arbeit oder Extremsport. Es kann nicht im Körper gespeichert werden, daher ist eine kontinuierliche Zufuhr notwendig.

Enthalten in: Weizenkleie 580 mg, Sonnenblumenkerne 420 mg, Kürbiskerne 400 mg, Kakao 415 mg, Cashewnüsse 270 mg, Weizenkeime 240 mg (kühlend!), Sojabohnen 220 mg (kühlend!), Hirse 170 mg, Mandeln 170 mg, Naturreis 157 mg, Kichererbsen 155 mg, Nüsse 150 mg, Haferflocken 140 mg, Reis 120 mg

Calcium: Tagesbedarf ca. 1 g pro Tag
Bausubstanz für Knochen und Zähne, die Aufnahme wird durch Phosphor und Vitamin D verbessert.

Höherer Bedarf bei Leistungssportlern, hohem Kaffee- oder Alkoholkonsum. Ein Mangel ist häufig, aber auch eine Überdosierung, die zu Steinen und Sklerose führen kann.

Enthalten in: Käse je nach Sorte 500-1000 mg, Sesam 700 mg, grüne Bohnen 400 mg, Nüsse je nach Sorte 200-250 mg, Grünkohl 180 mg, getrocknete Feigen 160 mg, Vollmilch 120 mg, Spinat 120 mg, Fenchel 110 mg, Butter 110 mg, Mangold 100 mg, Brokkoli 100 mg, Sonnenblumenkerne 100 mg, Quark 100 mg

Kalium: Tagesbedarf ca. 2 g pro Tag
Notwendig für die Weiterleitung von Nervenreizen und Muskelkontraktion (Skelett, Herz). Ein Zuviel an Kalium führt zu tödlichen Herzrhythmusstörungen. Daher Vorsicht im Sommer, denn Aprikosen haben einen extrem hohen Kaliumgehalt: 100 g = 1600 mg, essen Sie höchstens 3-5 Stück pro Tag!

Enthalten in: Spinat 630 mg, Pfifferlinge 500 mg, Fenchel 490 mg, Grünkohl 490 mg, Feldsalat 420 mg, Kartoffeln 400 mg, Champignons 400 mg, Forelle 400 mg, Rosenkohl 380 mg, Kohlrabi 380 mg, Mangold 370 mg, Brokkoli 370 mg, Bohnen 360 mg, Kürbis 350 mg, Johannisbeeren 340 mg, Rote Beete 330 mg, Blumenkohl 320 mg, Holunder 300 mg, Möhren 290 mg

Spurenelemente

Die Zufuhr geringer Spuren reicht aus, um den Bedarf des Körpers zu decken. Daher der Name! Die Angaben beziehen sich auf 100 g Nahrungsmittel.

Eisen: Tagesbedarf 10 mg
Höherer Bedarf bei Frauen durch die monatliche Blutung. Eisen in Gemüse ist für den Körper schwerer zu verwerten, als aus Fleisch. Veganer*innen sollten über 20 mg aufnehmen. Vitamin C und Kupfer verbessern die Aufnahme. Kupfer ist in Nüssen, Sonnenblumenkernen, Kakao und Hülsenfrüchten.

Enthalten in: Innereien 7-15 mg, Kürbiskerne 12 mg, Hülsenfrüchte 8 mg, Bitterschokolade 7 mg, Hirse 7 mg, Sonnenblumenkerne 6 mg, Haferflocken 5 mg, Getreide (Vollkorn) 4 mg, Tofu 5 mg, Gemüse je nach Sorte 2-4 mg, Wild 3 mg, Rindfleisch 2 mg

Zink: Tagesbedarf 8-10 mg
Wichtig für den Enzymstoffwechsel und das Immunsystem. Es kann nicht gespeichert werden, daher ist konstante Zufuhr notwendig. Darmerkrankungen oder Alkoholkonsum fordern mehr Zink.

Enthalten in: Käse je nach Sorte 5-10 mg, Innereien vom Rind 8 mg, Haferflocken 7 mg, Linsen 7 mg, Kürbiskerne 7 mg, Rindfleisch 6 mg, Samen und Nüsse 5-6 mg, Eigelb 3 mg, Mais 3 mg

Jod: Tagesbedarf 180 µg
Funktion der Schilddrüse. Mangel hat nur bei Schwangeren dramatische Konsequenzen (kann das ungeborene Kind schädigen). Jodmangel ist durch Anreicherung von Milchprodukten, Zusätze in der Tierfütterung und jodiertes Speisesalz seltener. Wärmende Ernährung verbessert die Jodaufnahme!

Enthalten in: jodiertem Speisesalz 15-25 µg in 1 g Salz, Hühnerei 60 µg, Algen 500-1000 µg

Chrom: Tagesbedarf 30-100 µg
Beeinflusst den Kohlehydratstoffwechsel. Mangel äußerst selten, aber es leistet gute Dienste bei Zuckerverwertungsstörungen wie Übergewicht oder Diabetes.

Enthalten in: Paranüsse 100 µg, Gouda 90 µg, Linsen 70 µg, Vollkorn 50 µg, Gemüse 10-20 µg

Vitamine

Vitamine sind für den Körper essentiell, da er sie nicht selbst herstellen kann. Sie sind im Fett- oder im Wasseranteil einer Pflanze gespeichert und werden daher als fett- bzw. wasserlöslich bezeichnet. Die Angaben beziehen sich jeweils auf 100 g des Nahrungsmittels.

Fettlösliche Vitamine A, D, E, K
Anreicherung im Körper, eine Überdosierung ist möglich. Daher keine übermäßige Zufuhr. Vitamin K-Mangel ist selten und ein „Zuviel" ist schädlich für die Blutgerinnung, daher ist es nicht erläutert.

Vitamin A: Tagesbedarf etwa 1 mg
Immunsystem, Hautheilung, Sehen. Vorstufe Provitamin A (Beta-Carotin) wird vom Körper in Vitamin A umgewandelt. Der Kochvorgang erleichtert die Aufnahme und Verwandlung, dadurch ist der Verlust durch das Kochen unbedeutend.

(β-Carotin) Enthalten in: Kalbsleber 20 mg, Rinderleber 15 mg, Süßkartoffeln 7,5 mg, Möhren 7,4 mg, Grünkohl 5,5 mg, Spinat 4,8 mg, Fenchel 4,6 mg, Feldsalat 4,2 mg, Mangold 3,9 mg, Eisbergsalat 3,5 mg, Chicoréesalat 3,5 mg, Sellerie 2,9 mg, Endiviensalat 1,9 mg, Rucola 1,3 mg

Vitamin D: Tagesbedarf 5 µg
Fördert die Calciumaufnahme im Darm, daher wesentlich für Knochen und Zähne. Sonnenlicht ist für die körpereigene Bildung von Vitamin D notwendig. Daher viel an die Sonne und frische Luft gehen! Überdosierung möglich (Vorsicht Kalkeinlagerungen!)

Enthalten in: Aal, geräuchert 20 µg, Forelle 18 µg, Margarine 2,5 µg, Champignons 2 µg, Pfifferlinge 2 µg, Rinderleber 1,7 µg, Gouda 45% 1,3 µg, Sahne 1,1 µg, Buchweizen 1 µg, Gorgonzola 1 µg

Vitamin E: Tagesbedarf etwa 10 mg
antioxidative Wirkung, bindet freie Radikale, entzündungshemmend.

Enthalten in: Speiseöl 62 mg, Margarine 10 mg, Marzipan 8 mg, geräucherter Aal 8 mg, Haselnüsse 7 mg, Wirsing 2,5 mg, Paprika 2,5 mg, Kohl (weiß/rot/grün) 1,7 mg, Spinat 1,4 mg, rote Beerenfrüchte 1-2 mg, Camembert 1,2 mg, Kürbis 1,1 mg, Sahne 1 mg, Pastinake 0,9 mg, Brokkoli 0,6 mg

Wasserlösliche Vitamine

Die Vitamine der „B1 bis B12"-Gruppe, Folsäure und Vitamin C werden schnell wieder ausgeschieden, wenn dem Körper zu viel zugeführt wird. Beim Kochvorgang gehen etwa ⅓ bis ½ der Vitamine verloren. Daher gibt es keine Überdosierung.

Vitamin B1: Tagesbedarf 1,0 bis 1,5 mg
Beteiligt am Kohlehydratstoffwechsel. Bei hohem Zucker- oder Alkoholkonsum erhöhter Bedarf, ebenso bei der Einnahme von Entwässerungs- oder Abführmitteln.

Enthalten in: Margarine 6 mg, Sonnenblumenkerne 1,9 mg, Walnüsse 1,5 mg, Pinienkerne 1,2 mg, Sesamsamen 1,0 mg, Erdnüsse 0,9 mg, Haferflocken 0,6 mg, Cashewnüsse 0,6 mg, Getreide 0,4 mg

Vitamin B2: Tagesbedarf 1,3 mg
Wichtig für Stoffwechselprozesse von Kohlehydraten und Eiweiß.

Enthalten in: Pfifferlinge (getr.) 4,5 mg, Rinderleber 3,0 mg, Hefeflocken 2,5 mg, Bierhefe 2,0 mg

Vitamin B6: Tagesbedarf 1,5 mg
Beteiligt an der Blutbildung, Stärkung des Immunsystems. Die Einnahme bestimmter Medikamente („Pille", Antirheumatika) führt zu einem erhöhten Bedarf.

Enthalten in: Schnittlauch 2,8 mg, Haferflocken 1 mg, Sesamsamen 0,8 mg, Linsen 0,6 mg, Sonnenblumenkerne 0,4 mg, Bananen 0,35 mg

Vitamin B12: Tagesbedarf 3 µg
Kann vom Körper selbst hergestellt werden, daher reicht eine geringe Aufnahme. Bei hohem Süßigkeiten- und Alkoholkonsum erhöht sich der Bedarf. Vegetarier und Veganer brauchen bei einer wärmenden Ernährung keine Sorge vor einem Vitamin-B-12-Mangel zu haben, da Darmbakterien das Vitamin selbst herstellen und optimal auswerten können. Bei veganer Rohkost muss substituiert werden.

Enthalten in: Leber, Fleisch und Innereien, Fisch, Joghurt und Quark, Käse, Eier, Sauerkraut

Vitamin C: Tagesbedarf je nach Lebenssituation etwa 80 – 100 mg

Wichtig für Immunsystem und Calciumeinbau in Knochen und Zähnen. Verbessert Eisenaufnahme. Rauchen, Alkoholkonsum und Extremsport führen zu einem erhöhten Bedarf.

Enthalten in: Hagebutten teilweise über 1200 mg, Sanddorn 250- 450 mg, schwarze Johannisbeeren 180 mg, Petersilie 160 mg, Paprika 140 mg, Grünkohl bis zu 150 mg, Rosenkohl bis zu 150 mg, Brokkoli 115 mg, Spinat 90 mg, Erdbeeren 50-80 mg, Kiwi 70 mg, Zitrone 53 mg, Orangen 50 mg, Grapefruit 44 mg, Mango 35 mg, Ananas 20 mg

Folsäure: Tagesbedarf 200 µg

Wichtig für Zellteilung und Zellerneuerung. Bedarf in der Schwangerschaft deutlich höher. Darmerkrankungen und Medikamente führen zu einem erhöhten Bedarf.

Enthalten in: Kalbs-/Rinderleber 220 µg, Erdnüsse 160 µg, Grünkohl 150 µg, Feldsalat 145 µg, Petersilie 140 µg, Spinat 140 µg, Brokkoli 120 µg, Endiviensalat 110 µg, Kichererbsen 100 µg, Porree 100 µg, Rote Beete 90 µg, Wirsing 90 µg, alle Kohlsorten 80 µg, Camembert 80 µg, Spargel 80 µg (Vorsicht: kühlend!), Walnüsse 70 µg, Roggen 70 µg, Getreide 50-70 µg, Kürbiskerne 50 µg, Hülsenfrüchte 40-50 µg

Durch den Zubereitungsvorgang der wärmenden Ernährung wird der Vitamingehalt bestimmter Gruppen reduziert. Andererseits erhöht die Wärme im Körper die Fähigkeit zur Vitaminaufnahme, das heißt, dass die Vitamine, die aufgenommen werden, deutlich besser verstoffwechselt werden!

Viele Spurenelemente (z.B. Kupfer, Selen, Mangan) und neue Vitamingruppen, die noch nicht ausreichend erforscht sind, wurden nicht beschrieben, da es bei einer ausgewogenen, wärmenden Ernährung kaum Mangelzustände gibt.

Das Punktesammeln
Die wärmende Ernährung auf den Punkt gebracht

Durch das Punktesammeln können Sie schwarz auf weiß sehen, wie Sie der wärmenden Ernährung und damit Gesundheit näher kommen.

Versuchen Sie täglich mindestens 300 Pluspunkte zu erreichen, um Ihre Milz wieder ins Lot zu bringen. Es gilt Minuspunkten zu vermeiden. Sie zeigen, dass Ihnen die kühlende oder kalte Ernährung zur schädlichen Gewohnheit geworden ist.

Die Portionen dürfen so groß sein, wie Sie möchten, aber essen Sie nicht „doppelt"! Ein Zuviel ist ebenso belastend für die Milz wie Kälte. Die Menge des Essens wird sich mit zunehmender Genesung ihrer Milz automatisch anpassen.

Wenn Sie durch die wärmende Ernährung ins Schwitzen kommen oder Ihnen schnell zu warm ist, reduzieren Sie die Punktezahl etwas. Ihr Körper muss erst die Isolierung durch das Körpergewicht loswerden, die wie ein dicker Mantel ist. Bitte vermeiden Sie gerade dann kalte oder kühlende Nahrung, auch wenn es verführerisch ist, sich abzukühlen.

Im Folgenden finden Sie allgemeine Kriterien für die Punktezuordnung:

Optimale Nahrung, d.h. warm, frisch gekocht, am Morgen oder Abend + 200 Punkte

Optimale Nahrung, d.h. warm, frisch gekocht, am Mittag + 100 Punkte

Ausschließlich warme oder heiße Getränke + 100 Punkte

Optimale Nahrung, d.h. warm, frisch gekocht, aber sehr kalorienreich + 100 Punkte

Warme Nahrung, wenig gehaltvoll, aber immerhin warm + 50 Punkte

Besuch eines Schnellrestaurants (sofern Sie keinen Salat essen) + 50 Punkte

Neutrale Nahrung, die nicht schadet, aber die Milz auch nicht stärkt 0 Punkte

Kühlende Nahrung, am Mittag gegessen – 50 Punkte

Kühlende Nahrung, am Abend gegessen – 100 Punkte

Ausschließlich kalte Getränke oder Sprudel/Mineralwasser – 100 Punkte

Kalte Getränke, Getränke aus dem Kühlschrank – 200 Punkte

Kalte Nahrung am Morgen – 300 Punkte

Frühstücksvorschläge und deren Punktezahl

Da das Frühstück die wichtigste Mahlzeit ist, um Ihre Milz wieder ins Lot zu bringen, gibt es nur morgens und nur für die „perfekte" Mahlzeit 200 Pluspunkte. Dies wären Porridge, Getreidebrei oder warmes Gemüse bzw. Gemüsesuppe frisch gekocht oder aufgewärmt. Porridge stellen Sie her, indem Sie 50g Haferflocken mit 250ml Flüssigkeit kurz köcheln und dann 10 Minuten auf der kleinsten Stufe ziehen lassen. Für den Getreidebrei gibt es in den Drogeriemärkten mittlerweile fein geschrotetes Getreide, das man nur mit heißem Wasser aufgießen muss. Es ist nicht ganz ideal, da es nicht frisch gemahlen ist.

Auswahlmöglichkeiten und deren Punkte (in alphabetischer Reihenfolge):

(Warmes) Apfelmus selbstgemacht mit Haferflocken + 100 Punkte

Apfelmus (aus dem Glas) mit Haferflocken + 50 Punkte

Apfelpfannkuchen + 100 Punkte

Armer Ritter (in Ei gewendetes und gebratenes Brot) + 100 Punkte

Bratkartoffeln + 100 Punkte

Butterbrezel 0 Punkte

Ei, weich gekocht mit Toastbrot + 50 Punkte

Frischer Apfelbrei mit viel Zimt, viel Kardamom und Vanillezucker + 50 Punkte

Gemüse (mit Beilage) vom Vortag + 200Punkte

Gemüsesuppe + 200Punkte

Kein Frühstück – 100 Punkte

Marmeladebrot 0 Punkte

Getreidebrei, warm, süß oder pikant + 200 Punkte

Müsli mit heißem Wasser und/oder heißem Apfelsaft + 50 Punkte

Müsli mit kaltem Wasser oder kaltem Apfelsaft 0 Punkte

Müsli, kalt mit Milch – 100 Punkte

Müsli, kalt mit Südfrüchten oder rohem Obst – 200 Punkte

Müsli, kalt mit Joghurt und Südfrüchten – 300 Punkte

Orangensaft – 200 Punkte

Pfannkuchen + 100 Punkte

Porridge + 200 Punkte

Mittagessen und deren Punktezahl

Essen Sie generell zu Mittag, um eine übermäßige Kalorienzufuhr am Abend zu verhindern.

Auberginengerichte + 100 Punkte

Auflauf (50% Gemüse) + 100 Punkte

Auflauf mit Käse + 50 Punkte

Apfel oder anderes heimisches Obst 0 Punkte

Warmes Gemüse frisch zubereitet beim Türken, Asiaten, etc. + 100 Punkte

Bohnensalat mit vielen Zwiebeln (selbstgemacht) + 50 Punkte

Dickmilch (Sauermilch, Buttermilch) – 100 Punkte

Empanadas + 50 Punkte

Frisch gepresster Saft aus heimischen Früchten 0 Punkte

Frisch gepresster Obstsaft aus Südfrüchten – 200 Punkte

Frühlingsrolle mit süßsaurer Soße + 50 Punkte

Gaisburger Marsch + 100 Punkte

Gebratenes Gemüse mit Beilage und Getreideburger + 100 Punkte

Gemischter Salat mit Putenstreifen – 100 Punkte

Gemüseeintopf + 100 Punkte

Gemüsesuppe + 100 Punkte

Griechischer Hirtensalat – 200 Punkte

Humus mit Brot + 50 Punkte

Kartoffelsalat (selbstgemacht) + 50 Punkte

Käse- oder Wurstbrötchen 0 Punkte

Kein Mittagessen – 100 Punkte

Musaká + 100 Punkte

Obst, ein Stück exotisches frisches Obst – 100 Punkte

Obstsalat – 200 Punkte

Pekingsuppe + 50 Punkte

Reissalat (selbstgemacht) + 50 Punkte

Vegetarische Quiche + 100 Punkte

Rohkost gemischt mit Joghurt – 200 Punkte

Rohkostsalat (Karotten, Krautsalat, o.ä.) – 200 Punkte

Sauermilch (Dickmilch, Buttermilch) – 100 Punkte

Smoothies (gelb, orange) – 100 Punkte

Smoothies (grün) – 50 Punkte

Suppe + 100 Punkte

Abendessen und deren Punktezahl

Wenn Sie abnehmen möchten, lohnt es sich vor allem am Abend Kalorien einzusparen, sofern es Ihnen leichtfällt. Dasselbe gilt für das 16:8-Intervallfasten, bei dem Sie aus Sicht der TCM eher das Abendessen ausfallen lassen sollten als das Frühstück. Sofern Sie kein Abendessen zu sich nehmen, können Sie die folgenden Rezeptideen auch als Mittagessen verwenden. Trinken Sie dann am Abend stattdessen eine Kraftbrühe oder essen Sie eine reine Gemüsesuppe ohne Kohlenhydrate, also ohne Nudeln, Kartoffeln, etc.

Apfelküchlein/Apfelpfannkuchen + 50 Punkte

Aubergine mit Kichererbsen und Reis + 100 Punkte

Auberginen mit Pilz- oder Hackfleischfüllung + 100 Punkte

Bärlauch-Crepes mit Erdnusssoße + 100

Blumenkohl mit Sauce Hollandaise und Reis mit Getreidebratling + 100 Punkte

Bohnen mit viel glasig gedünsteten Zwiebeln und Kartoffeln + 100 Punkte

Bratapfel, gefüllt mit Nüssen und Rosinen + 100 Punkte

Bratlinge mit Paprikagemüse + 100 Punkte

Bratkartoffeln mit Gemüse + 100 Punkte

Brokkoli mit Sahnesauce und Getreide nach Wahl + 100 Punkte

Brokkoli mit Gomasio (geröstetes Sesamsalz) und Dinkelgetreide + 100 Punkte

Brot mit Käse oder Wurst – 50 Punkte

Brotzeit mit Salat, Gurken, Tomaten, Wurst und Käse – 200 Punkte

Camembert gebacken mit Preiselbeeren + 50 Punkte

Champignons gebraten, gegrillt, gedünstet mit Gemüse o. Beilage + 100 Punkte

Chili con oder sin Carne + 100 Punkte

Couscous mit Erbsen und Ragout + 100 Punkte

Couscous mit Kokosspinat und Kichererbsen + 100 Punkte

Couscous mit Tomatensoße + 50 Punkte

Curryreis mit Brokkoli und Cashewkernen + 100 Punkte

Dickmilch (Sauermilch, Buttermilch) – 200 Punkte

Eintopf (selbst gemacht) + 200 Punkte

Eintopf (aus der Dose) + 50 Punkte

Fenchelgemüse mit Reis + 100 Punkte

Falafel mit Gemüseallerlei + 100 Punkte

Fenchelschiffchen mit Schafskäse gefüllt + 100 Punkte

Fellchen vom Bodensee, gegrillt mit Gemüse+ 100 Punkte

Forelle mit Kräutern gegrillt (selbst gefangen) + 100 Punkte

Gebratenes Gemüse mit Dip und Ofenkartoffel + 100 Punkte

Grießbrei + 50 Punkte

Grünkohl mit Pinkel + 100 Punkte

Gefüllte Champignons mit Gorgonzolakäse + 100 Punkte

Gefüllte Paprika mit Reis und Hackfleich/Tofu + 100 Punkte

Gefüllte und gegrillte Tomaten mit Schafskäse und Oliven + 100 Punkte

Gefüllte Zucchini mit veganem Hackfleisch oder Bulgur + 100 Punkte

Gemischtes Gemüse mit Reis und Getreideburger + 100 Punkte

Gemüsesuppe (frisch+selbst gemacht) + 200 Punkte

Gemüseallerlei mit Reis + 100 Punkte

Gemüseeintopf mit Kartoffeln + 100 Punkte

Gnocchi in Salbeibutter mit Zucchinigemüse + 100 Punkte

Grünkohl mit Pinkel + 100 Punkte

Gulasch aus Seitan mit Spätzle + 100 Punkte

Gulasch vom Wildschwein mit Beilage und Gemüse + 100 Punkte

Gurkensalat – 200 Punkte

Grießsuppe, geröstet, selbst gekocht + 200 Punkte

Himmel und Erde + 100Punkte

Hoppel-Poppel + 100 Punkte

Hülsenfrüchteeintopf mit Reis + 100 Punkte

Hülsenfrüchtepasta mit Kürbisgemüse + 100

Hühnchencurry, vegan (aus Seitan) mit Reis + 100 Punkte

Hühnersuppe oder vegane „Da freuen sich die Hühner-Suppe"[7] + 100 Punkte

Irish Stew + 100 Punkte

Kartoffeleintopf mit Karotten und Kichererbsen + 100

Karottengemüse gedünstet mit Schalotten und Dinkel + 100 Punkte

Kartoffelgratin mit Salat + 50 Punkte

Karotten-Kürbis-Mus mit Falafel + 100 Punkte

Kartoffeln mit Quark/Dip und gebratenen Zuccini + 100 Punkte

Kartoffelpuffer, süß oder mit Gemüse + 100 Punkte

Kartoffelsalat, warm an Blattsalat mit Getreidebratling + 50 Punkte

Kastanien, gebraten mit Gemüse und Reis + 100 Punkte

Kässpätzle + 50 Punkte

Kichererbsen-Curry mit Reis + 100 Punkte

Kichererbsenpasta mit Bärlauchpesto + 100 Punkte

Königsberger Klopse + 100 Punkte

Kohlrabi in heller Sauce mit Reis + 100 Punkte

Kürbisgemüse mit Kokosmilch, Ingwer und Reis +100 Punkte

Kürbis-Thay-Curry mit Sojaschnetzeln + 100

Kürbissuppe mit Kokosmilch und Ingwer + 100 Punkte

Lauchgemüse mit Kartoffeln + 100 Punkte

Lasagne mit Spinatfüllung und Cashewnüssen + 100 Punkte

Linsen mit Spätzle und Saitenwürstchen + 100 Punkte

Linsengemüse (indisch: Dal) mit Kichererbsen und Vollkornreis + 100 Punkte

Linsensuppe, rot oder gelb mit Fladenbrot + 100 Punkte

Linsenpasta mit veganer Bolognesesoße (Bioladen) + 100 Punkte

Mangold-Gemüse mit Kastanien und Kartoffeln + 100 Punkte

Maultaschen in der Brühe + 100 Punkte

Maultaschen, gebraten + 100 Punkte

Maiskolben, frisch zubereitet mit Potato-Wedges aus dem Backofen + 100 Punkte

Omelette + 50 Punkte

Omelette mit Gemüse + 100 Punkte

Pasta mit Bolognesesoße und Eisbergsalat + 50 Punkte

Pasta mit Bolognesesoße ohne Salat + 100 Punkte

Paprikagemüse mit Vollkorndinkel + 100 Punkte

Paprika, gefüllt mit Reis + 100 Punkte

Pizza, selbstgemacht + 50 Punkte

Pizza, gekauft + 0 Punkte

Pfannkuchen, süß (selbst gemacht) + 50 Punkte

Pfannkuchen, gefüllt mit Gemüse oder Hackfleisch + 100 Punkte

Pilzcremesuppe, selbst gemacht + 100 Punkte

Pilzragout in Rahmsauce mit Semmelknödeln + 100 Punkte

Pilzrisotto + 100 Punkte

Polenta mit Gorgonzolakäse + 50 Punkte

Polenta mit Gemüseallerlei + 100 Punkte

Ratatouille + 100 Punkte

Risotto mit Champignons und Gemüse + 100 Punkte

Rohkostsalat aus exotischen Gemüsen – 300 Punkte

Rohkostsalat aus heimischen Gemüsen – 200 Punkte

Rostbraten mit Spätzle/Knödel + 100 Punkte

Rote-Beete-Gemüse mit Vollkornreis + 100 Punkte

Rotkohl mit Kastanien, Apfel und Kartoffelknödel + 100 Punkte

Salat, grüner Blattsalat aus heimischen Gewächsen – 100 Punkte

Sauerkraut mit Kartoffelbrei und Leber-/Griebenwurst oder Kassler + 100 Punkte

Sauerkrautsuppe mit Kartoffeln und Soja-Gehacktem + 100

Sauermilch (Dickmilch, Buttermilch) – 200 Punkte

Schlachtplatte mit Sauerkraut + 100 Punkte

Schwarzwurzelgemüse mit Kartoffeln und Seitanbratling + 100 Punkte

Schweinemedaillons mit breiten Nudeln und Paprikagemüse + 100 Punkte

Sellerieschnitzel mit Zucchini-Tomaten-Gemüse + 100 Punkte

Spaghetti Bolognese + 100 Punkte

Spaghetti alio et olio + 100 Punkte

Spaghetti al pesto + 100 Punkte

Spargel mit Sauce Hollandaise und Kartoffeln + 50 Punkte

Spinat mit Kartoffeln und Spiegelei + 100 Punkte

Steak mit gebratenem Gemüse + 100 Punkte

Suppe + 100 Punkte

Tafelspitz mit Meerrettichsoße und Kartoffeln + 100 Punkte

Tomaten mit Schafskäse gefüllt und gegrillt + 50 Punkte

Vegane Lasagne + 100 Punkte

Vegane Quiche á la Grain-Green-Bean + 100 Punkte

Vegetarische Quiche mit Feta + 100 Punkte

Weißkohlgemüse mit Kümmel und Kartoffeln + 100 Punkte

Wirsing mit Kartoffeln und Bratwurst + 100 Punkte

Zucchini gebraten mit Seitanbratling + 100 Punkte

Zucchini gefüllt mit Hackfleisch oder Bulgur + 100 Punkte

Züricher Rösti + 100 Punkte

Zwiebelsuppe, französisch + 100 Punkte

Punkte sammeln – 300plus als Tagesziel

Tag	Frühstücks-Punkte	Mittagessen-Punkte	Abendessen-Punkte	Getränk-Punkte	Gesamtzahl pro Tag
1					
2					
3					
4					
5					
6					
7					
8					
9					
10					
11					
12					
13					
14					
15					

Tag	Frühstücks-Punkte	Mittagessen-Punkte	Abendessen-Punkte	Getränk-Punkte	Gesamtzahl pro Tag
16					
17					
18					
19					
20					
21					
22					
23					
24					
25					
26					
27					
28					
29					
30					

Der 30-Tage-Plan
Einkaufslisten für die wärmende Ernährung

1.Woche

500 g kg Kartoffeln (festkochend falls verfügbar)

500 g Karotten

200 g Zwiebeln

2 verschieden farbige Paprika

1 Zucchini

1 kleiner Kohlrabi

1 Packung Champignon (250g)

1 große oder 2 kleine Tomaten

Frische Kräuter, falls Sie diese sowieso häufig verwenden

1 Packung gemischte Hülsenfrüchte oder eine Dose rote Bohnen

3 Bio-Eier

500g Quark

2.Woche

2 verschiedene Paprika

1 Zucchini, 1 Aubergine, Zwiebeln, falls keine mehr zuhause sind

500 g Karotten

1 kleiner Brokkoli oder 1 kleiner Blumenkohl

500 g Kartoffeln

1 Becher Sauerrahm oder Schmand bzw. Soyacreme

3 kleine Rindersteaks oder ein großes Stück Rind, das Sie aufteilen

1 - 2 Schweinemedaillons (besser frisch am Tag 10 einkaufen)

1 Dose Linsen

1 Packung frische Spätzle

1 Packung breite Nudeln

Gefrorene Erbsen oder 1 Dose Erbsen

1 Paar Saitenwürstchen oder 1 Dose Saitenwürstchen

1 Dose Tomatensoße oder pürierte Tomaten – was Sie lieber mögen

1 kleine Dose Kidney- oder andere Bohnen

1 Päckchen Maultaschen (je nach Firma 6 oder 8 Stück)

1 kleine Dose oder Packung Linsen, sofern Sie nicht die getrockneten schon eingeweicht haben

1 Packung Spätzle, fertig zubereitet oder Zutaten für Frische

1 Paar Saitenwürstchen

250g Bohnen mit Bohnenkraut

50g Speck

Kartoffeln, sofern keine mehr zuhause sind

Zwiebeln, sofern keine mehr zuhause sind

Getreide nach Vorliebe, Dinkel, Hirse, Hafer, ganz, 500g-Packung

100g Pasta

100g Hackfleisch

1 kleine Dose Tomaten oder 5 kleine oder 3 große reife Tomaten

Rucolasalat

1 Blumenkohl

1 Packung Sauce Hollandaise

Reis, sofern keiner mehr zuhause ist

3 Minutensteak vom Rind á 100g

1 Stange Lauch

250g Karotten

1 Aubergine

1 Zucchini

250g Pilze

1 Packung Soße für Pilzragout

1 Packung Semmelknödeln oder 2 Stück aus der Frischetheke

Nachschub für Süßigkeiten und Knabbereien

4. Woche

200g Rindfleisch für Tafelspitz

1 Minutensteak vom Rind

200g Hackfleisch (die Hälfte einfrieren)

100g Hühnchen

1 Päckchen Tofu oder Schafskäse, wenn sie vegan oder vegetarisch leben (statt Fleisch)

1 Päckchen Sojakrümel oder Sojaschnetzel (als Fleischersatz)

1 Zucchini

1 kg Kartoffeln

Zwiebeln, sofern Sie keine mehr zuhause haben

3 kleine Tomaten

Petersilie und andere frische Gewürze

Ein paar Karotten, falls keine mehr zuhause sind

1 Brokkoli

2 verschieden farbige Paprika

1 Päckchen Bulgur oder Couscous (500g)

1 kleines Glas geriebenen Meerrettich

Reis, sofern keiner mehr im Haus ist

Curry, falls Sie es nicht zuhause haben

1 Kürbis oder Bohnen

1 Becher Sahne

1 Päckchen Kokosmilch (häufig über den Gefriertruhen bei den exotischen Lebensmitteln)

1 Stück Ingwer in der Größe einer Kartoffel

Quellenangaben
Das eine nährt das andere

Christiane Seifert „Die Fünf Elemente-Küche" Trias-Verlag 2009, Knaur-Verlag 2005

Barbara Temelie: „Ernährung nach den Fünf Elementen" Joy-Verlag 1992, 29. Auflage 2004

Christiane Ockert, Lebensmitteltabelle, Isaverlag

Karola Schneider, „Kraftsuppen nach der chinesischen Heilkunde", Joyverlag 1999

Dr. Sabine Bihlmaier, „Tomatenrot + Drachengrün", Hädeckeverlag 2013

Dr. Antonie Danz „Alles wird schwerer. Ich nicht!" Triasverlag, 2010

Karoline Dichtl, „Schüßlersalze und Homöopathie erfolgreich kombinieren", Triasverlag 2012

Karoline Dichtl, „Das Kältephänomen – das Geheimnis wärmender Ernährung", BoD 2020

Karoline Dichtl, „Seelische Gesundheit durch die wärmende Ernährung" (BoD 2021)

Kundenbroschüre „Vitamine & Co.", Landesapothekerverband Baden-Württemberg e.V., Stuttgart, abrufbar über Onlineshop www.lav-sofo-markt.de/apothekenbedarf/broschueren-fuer-kunden/broschuere-vitamine (Mai 2015)

Kundenbroschüre „Nährwert-Tabelle", Landesapothekerverband Baden-Württemberg e.V., Stuttgart, abrufbar über Onlineshop www.lav-sofo-markt.de/apothekenbedarf/broschueren-fuer-kunden/broschuere-naehrwerttabelle (Mai 2015)

gesundheit-zahlen-daten-fakten.blogspot.de/2012/04/empfohlene-tag-liche-trinkmenge_06.html, Quelle: Deutsche Gesellschaft für Ernährung, Richtwerte für die Zufuhr von Wasser (DGE 2000, abgerufen am 12. Mai 2015)

Die Autorin
Naturheilkunde und Schulmedizin vereint

Karoline Dichtl, Jahrgang 1964, Krankenschwester, Heilpraktikerin, Gesundheitsberaterin und Fachreferentin für Homöopathie und Schüßlersalze.

Zahlreiche Fortbildungen zur Traditionell Chinesischen Medizin, zu japanischer Akupunktur, Moxa-Therapie, Shiatsu, Qigong, Homöopathie und den Mineralsalzen nach Dr. Schüßler.

Psychologische Ausbildung durch das Studium der Sozialarbeit mit dem Schwerpunkt Systemtherapie, die der TCM sehr nahesteht und Hospizarbeit.

Tätig in eigener Praxis in Hamburg, heute mit dem Schwerpunkt Psychosomatik, Trauerbegleitung und Gestaltung des Lebensendes durch eine gelungene Patientenverfügung.

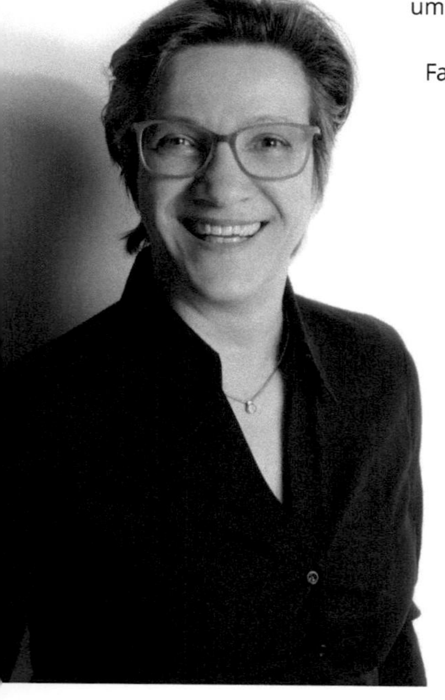

Wenn Sie mehr Interesse an meiner Arbeit haben und Sie einen regelmäßigen Austausch rund um die wärmende Ernährung wünschen, dann kommen Sie doch in meine Facebookgruppe „Das Kältephänomen"
www.facebook.com/groups/
827707284659539

Oder liken Sie meine Seite „Bücher" für regelmäßige Informationen:
www.facebook.com/KarolineDichtl